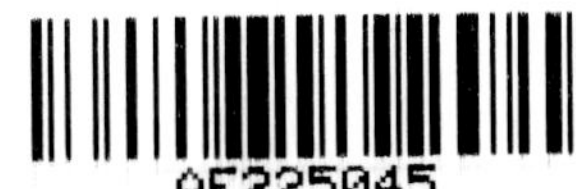
AF225045